CONVULSÕES NA INFÂNCIA E ADOLESCÊNCIA

COMO LIDAR?

ABRAM TOPCZEWSKI

CONVULSÕES NA INFÂNCIA E ADOLESCÊNCIA
COMO LIDAR?

Casa do Psicólogo®

© 2003 Casa do Psicólogo® Livraria e Editora Ltda.
É proibida a reprodução total ou parcial desta publicação, para qualquer finalidade, sem autorização por escrito dos editores.

1ª edição
2003

Editores
Ingo Bernd Güntert e Silésia Delphino Tosi

Produção Gráfica
Renata Vieira Nunes

Revisão
Eliete Carvalho e Leila Marco

Editoração Eletrônica
Carlos Alexandre Miranda

Capa
Renata Vieira Nunes

Dados Internacionais de Catalogação na Publicação (CIP)
(Câmara Brasileira do Livro, SP, Brasil)

Topczewski, Abram

Convulsões na infância e adolescência: como lidar? / Abram Topczewski. — São Paulo: Casa do Psicólogo. 2003.

ISBN 85.7396-220-8

1. Convulsões 2. Convulsões em crianças 3. Epilepsia na adolescência 4. Epilepsia em crianças I. Título.

03-2036	CDD-618.92845
	NLM-WS 340

Índices para catálogo sistemático:
1. Convulsões na adolescência: Pediatria: Ciências médicas 618.92845

Impresso no Brasil
Printed in Brazil

Reservados todos os direitos de publicação em língua portuguesa à

Casa do Psicólogo® Livraria e Editora Ltda.
Rua Mourato Coelho, 1059 – Vila Madalena – 05417-011 – São Paulo/SP – Brasil
Tel.: (11) 3034.3600 – e-mail: casadopsicologo@casadopsicologo.com.br
http://www.casadopsicologo.com.br

Agradecimentos pela leitura e sugestões

Professor Dr. Charles Peter Tilbery

Psicóloga Clarice S. Topczewski

Dr. Guido Faivichow

Professor Dr.Jayme Murahovschi

Professor Dr. Luis Henrique Hercovitz

Professora Dra.Maria Valeriana Leme Ribeiro

Dr. Reynaldo André Brandt

Dr. Thomaz Eduardo Topczewski

Às secretárias
Erika Martorelli Lins
Denise Lazari Vieira
Lygia Maria T. T. Ferraz

Ao grande Rodriguinho
À Clarice
À Karin
Ao Binho
Ao Beto
Ao Dudu
Aos meus pais
Aos pacientes

ÍNDICE

História 13

Introdução 17

Convulsões 19

Convulsões no Recém-nascido 25

Epilepsia 31

Convulsão Febril 69

Epilepsias Refratárias Graves da Infância 79

Estado de mal Epiléptico 95

Eventos não Epilépticos 99

Últimas Palavras 109

Leitura Recomendada 113

Grupos Brasileiros de Apoio 115

Glossário 117

HISTÓRIA

"O tempo é o maior dos inovadores"
(Francis Bacon)

14 CONVULSÕES NA INFÂNCIA E ADOLESCÊNCIA – COMO LIDAR?

Foi na Mesopotâmia, próximo de 6000 anos passados, que surgiram as primeiras civilizações. Os babilônios, que habitavam na região, foram os principais responsáveis pelo desenvolvimento global, naquela época. As questões relacionadas à saúde guardavam estreitas relações com a religião e feitiçaria. A doença era imaginada como um castigo divino, aplicado por conta de pecado cometido pela pessoa ou por algum familiar.naquela época a epilepsia já era considerada uma doença associada aos espíritos diabólicos. Há mais ou menos 3000 a.c. os egípcios citavam ser a convulsão conseqüente a ferimentos no cérebro.consta no Talmude (livro das leis mosaicas) que a epilepsia era doença hereditária, fato que impedia o matrimônio entre os epilépticos e seus familiares. Algumas características das crises epilépticas foram citadas na China, no século 15 a.c., e o tratamento preconizado era baseado no reequilíbrio das forças internas, yin e yang, por meio de massagens, ervas e acupuntura. No ano 1500 a.c., na Índia, a epilepsia não era considerada como doença do espírito, mas sim relacionada à disfunção mental. Em 460 a.c., Hipócrates sugeriu ser a epilepsia de origem cerebral e, nessa ocasião, descreveu algumas das manifestações clínicas. Na Roma antiga, a epilepsia era considerada doença contagiosa, de origem infecciosa, o que tornava as pessoas impuras. As crises epilépticas se manifestavam, com certa freqüência, durante os comícios romanos, motivo pelo qual recebeu a denominação de mal comicial, terminologia essa ouvida até hoje.

As crenças e superstições correram pelos séculos, tanto que no século 19 d.C. ainda se considerava que a epilepsia era causada por excesso sexual ou masturbação. O primeiro grande tratado sobre a epilepsia foi publicado em 1770, escrito por Samuel Auguste Tissot. Nessa obra descreveu, não só a apresentação clínica das epilepsias, mas também, a indicação cirúrgica para determinados casos. Os conceitos da epilepsia receberam grande impulso com os estudos realizados por John Hughlings Jackson (1835-1911) descrevendo várias manifestações das crises epilépticas, as quais são utilizadas até os dias atuais. Um assistente de Jackson, William Richard Gowers (1845-1915), publicou em 1881 um livro sobre a epilepsia e doenças convulsivas, após analisar 1.450 casos por ele cuidados. O registro por meio da eletrencefalografia foi descoberto pelo psiquiatra alemão Hans Berger (1873-1941) e publicado em 1929, relatando o primeiro estudo da atividade elétrica cerebral no ser humano. Muitos avanços foram creditados a Frederick Gibbs, Erna L. Gibbs e William G. Lennox, que em 1937 sugeriram a terminologia disritmia

16 Convulsões na infância e adolescência – Como lidar?

cerebral paroxística, no traçado eletrencefalográfico.

O professor Henri Gastaut (1915-1995), estudioso da epilepsia, descreveu várias síndromes epilépticas, além de ter-se dedicado às pesquisas para o tratamento clínico. Fundador da Liga Brasileira de Epilepsia, o Dr. Paulo Niemeyer, neurocirurgião, desenvolveu um dos trabalhos pioneiros na cirurgia da epilepsia do lobo temporal. Muitos progressos foram capitalizados no século vinte, especialmente nos últimos trinta anos, para o diagnóstico e tratamento das epilepsias. A tomografia computadorizada do crânio (TCC), a ressonância magnética nuclear da cabeça (RNM), a cintilografia tomográfica cerebral por emissão fóton único (SPECT), a tomografia por emissão de pósitron (PET) e o aperfeiçoamento das técnicas eletrencefalográficas permitiram o desenvolvimento de técnicas cirúrgicas apuradas, seguras e eficientes para o tratamento das epilepsias resistentes aos medicamentos disponíveis.

Além disso, a determinação das alterações cognitivas e comportamentais, no período pré e pós-operatório, é de fundamental relevância. Portanto, a avaliação neuropsicológica é parte integrante do arsenal moderno para o tratamento do paciente epiléptico.

INTRODUÇÃO

"A paciência é companheira da sabedoria"
(Santo Agostinho)

18 CONVULSÕES NA INFÂNCIA E ADOLESCÊNCIA – COMO LIDAR?

As convulsões e as crises epilépticas podem ocorrer de maneira súbita, inesperada, chocante, até dramática e, por isso, geram apreensão, angústia e insegurança aos familiares. Muitas vezes a crise convulsiva é percebida e interpretada, pelos circunstantes, como um quadro que se assemelha à morte aparente. Certamente, esse cenário gera tal estado de ansiedade que, transferido para o paciente, pode levá-lo ao isolamento, pois sente-se envergonhado e, por isso, procura se manter afastado dos ambientes de convívio habitual; a partir daí começa a vivenciar um momento diferente com medos excessivos, ansiedade, certa dependência dos pais e familiares; esses, por sua vez, passam a super protegê-lo, o que agrava mais o seu estado emocional. Essa atitude, que é muito freqüente, causa sérios danos à vida da criança ou do adolescente, mas pode ser aplacada por meio das adequadas orientações dispensadas aos pais e ao paciente. Portanto, o paciente deve ser sempre encorajado para continuar participando das atividades escolares, sociais, esportivas, familiares e recreativas. É esse engajamento global que possibilita, ao indivíduo convulsivo, vencer o preconceito, a discriminação e melhorar a sua qualidade de vida.

CONVULSÕES

"A arte de ser sábio é saber o que desconsiderar"
(William James)

O que é convulsão?

A convulsão não é uma doença em si, mas um sintoma que pode se evidenciar em várias doenças, sejam elas de origem neurológica ou não. A convulsão se caracteriza por movimentos involuntários dos músculos. Quando a crise se apresenta com rigidez muscular persistente, prolongada chama-se crise tônica e quando se manifesta com movimentos ininterruptos, de qualquer segmento muscular, denomina-se crise clônica. Nas ocasiões em que a manifestação é conjunta, a crise é considerada como tônico clônica. Associado a esses movimentos anormais poderá haver, também, alteração ou até perda temporária da consciência.

Essas crises podem ser generalizadas, isto é, quando comprometem todos os segmentos do corpo ou podem ser localizadas, também denominadas focais, quando acometem parte do corpo, como a face, olhos, língua, pescoço, membro superior, inferior ou hemicorpo.

Por que acontecem as crises convulsivas?

O cérebro é composto por células, são os neurônios, que têm um ritmo funcional eletro-químico harmônico e determinado. Quando uma população de neurônios sofre, temporariamente, alguma interferência no seu ritmo funcional, tal qual um curto circuito, desencadeia-se a crise convulsiva.

O desempenho do cérebro pode ser comparado a uma orquestra que, subitamente, desafina durante a sua apresentação, perdendo a sua harmonia funcional.

Quais são as causas determinantes das crises convulsivas?

Várias são as causas que podem desencadear a crise convulsiva:

- febre
- doenças infecciosas.
- distúrbios metabólicos: relacionados às alterações da glicose, cálcio, magnésio, sódio.
- fatores tóxicos: intoxicação pelo álcool, drogas, diabete, doenças renais, doenças hepáticas.
- trauma crânio encefálico: contusão cerebral, hipoxia cerebral, oclusão vascular ou hemorragia cerebral.
- distúrbios cárdio circulatórios e vasculares.
- tumores cerebrais.

Todas as causas citadas, como se pode notar, são eventos modificadores da harmonia funcional dos neurônios que têm como resposta a crise convulsiva.

22 CONVULSÕES NA INFÂNCIA E ADOLESCÊNCIA – COMO LIDAR?

Por que as doenças infecciosas desencadeiam crises convulsivas?

Os quadros infecciosos, geralmente, são acompanhados por febre e, como veremos em outro capítulo, são desencadeantes de crises convulsivas. As doenças infecciosas intracranianas, como as meningites e encefalites, podem ser causadas por vírus, bactérias, fungos e parasitas. Esses agentes podem comprometer as meninges, vasos sanguíneos e o parênquima cerebral. O quadro clínico resultante será a meningite, arterite (artérias), flebite (veias) e a encefalite. As células neuronais afetadas nesse processo inflamatório ou infeccioso têm o seu comportamento funcional modificado, prejudicado e, como conseqüência, as crises convulsivas são desencadeadas.

As crises convulsivas ocorrem em todas as idades?

As convulsões podem ser diagnosticadas, em qualquer idade, desde o período neonatal até a adultidade. Considera-se que a convulsão do recém-nascido seja a manifestação neurológica mais freqüente nesse período. As crises convulsivas, quando iniciadas no período neonatal, são conseqüentes às agressões sofridas pelo sistema nervoso central; esse comprometimento cerebral pode ocorrer ainda no útero, ao nascimento ou após o nascimento.Em outras faixas etárias, como veremos posteriormente, várias são as causas, agudas ou não, determinantes de crises convulsivas.

CONVULSÕES NO RECÉM-NASCIDO

"A decisão no momento presente é uma síntese do passado e uma visão do futuro"

26 CONVULSÕES NA INFÂNCIA E ADOLESCÊNCIA – COMO LIDAR?

Quais são as causas determinantes das crises convulsivas no recém-nascido?

Muitas são as intercorrências clínicas que podem originar as crises convulsivas neonatais:

- asfixia neonatal.
- hemorragia intracraniana.
- distúrbios metabólicos: hipoglicemia, hipocalcemia, hipomagnesemia, hiponatremia e hipernatremia.
- infecções congênitas: toxoplasmose, sífilis, rubéola, citomegalovirus e HIV.
- infecções neonatais: meningite e encefalite.
- malformações do sistema nervoso.
- encefalopatia bilirrubínica.
- erros inatos do metabolismo.
- abstinência de drogas utilizadas pela mãe durante a gestação.
- intoxicações.
- depedência de piridoxina (vitamina B6).

Como se apresentam as convulsões no período neonatal?

Várias são as formas de apresentação das convulsões no recém-nascido e várias delas seguem um padrão próprio:

- abalos ou contrações musculares rápidas, generalizadas ou localizadas: são as denominadas crises mioclônicas.

- movimentos de contração e relaxamento musculares ritmados, rápidos, intermitentes em um ou vários segmentos: são as crises clônicas.

- contrações musculares, principalmente, em extensão dos membros e tronco caracterizam as crises tônicas.

- movimentos mais discretos e inesperados como os de sucção não estimulada, mastigação, piscamento, olhar fixo, desvio conjugado do olhar, movimentos oculares irregulares, episódios de cianose, súbita apnéia, movimentos tipo pedalar, além de outras formas atípicas. Essas são as denominadas crises sutis.

Quais os procedimentos recomendados nas convulsões do recém-nascido?

- a avaliação clínico-neurológica é o passo inicial e fundamental.

- exames laboratoriais disponíveis (sangue, urina e liquor) para se detectar processos infecciosos, distúrbios metabólicos, hemorragias.

28 CONVULSÕES NA INFÂNCIA E ADOLESCÊNCIA – COMO LIDAR?

- exames por imagem (ultra-som, tomografia computadorizada do crânio, ressonância nuclear magnética da cabeça, cintilografia cerebral) e o eletrencefalograma poderão orientar quanto à localização da lesão e a provável causa determinante.
- controle rápido das crises convulsivas é de fundamental relevância.

Qual é o prognóstico do recém-nascido que apresenta crises convulsivas?

O prognóstico dependerá da causa determinante das crises. Quando relacionadas a distúrbios metabólicos transitórios (hipoglicemia, hipocalcemia, hipomagnesemia, hipo ou hipernatremia) e sendo as alterações corrigidas prontamente, as perspectivas serão ótimas, isto é, sem seqüelas. Poderá, eventualmente, evoluir para uma epilepsia quando as convulsões estiverem relacionadas a outras anormalidades mais graves, potencialmente, mais nocivas ao sistema nervoso central, como a asfixia, traumatismo de parto, hemorragias intracranianas e infecções; nessas circunstâncias o prognóstico torna-se reservado, pois o quadro neurológico evolutivo dependerá da extensão, intensidade e tempo de duração da agressão ao cérebro. Vários trabalhos publicados mostram que a persistência de crises convulsivas, como seqüela, após o período neonatal está na faixa dos 17%. Acresce-se, ainda, que fatores como a prematuridade e o baixo peso do recém-nascido pioram o prognóstico, pois aumenta o índice de seqüelas neurológicas e de mortalidade.

O que são as crises convulsivas neonatais benignas?

Consideram-se crises convulsivas que se manifestam nos primeiros dias de vida e que podem ser desencadeadas por eventos agudos transitórios ou serem de origem genética e, nesses casos, os cromossomos envolvidos são o 20 e o 8, nos seus braços longos. A evolução é favorável, sob aspecto neurológico.

Quais são os tipos de crises convulsivas que se manifestam nos lactentes?

Como lactente, considera-se a criança após o 28º dia de vida até o período pré- escolar, isto é, 2 anos; esses apresentam as crises convulsivas com características diferentes das crises do recém-nascido.

30 Convulsões na infância e adolescência – Como lidar?

As crises tônico clônicas são as mais freqüentes, caracterizando-se por movimentos musculares, sob a forma de rigidez (tônica), abalos (clônica), localizados em parte do corpo ou generalizadas. Há ocasiões que a manifestação convulsiva pode se apresentar só tônica ou só clônica. Associam-se, a essas crises, a perda da consciência e o acúmulo excessivo de saliva na boca que escorre (baba); há vezes que essa baba vem acompanhada de pequenos sangramentos, devidos a mordedura da língua, bochechas ou lábios. O relaxamento esfincteriano promove a perda de fezes e urina durante a crise. Ao recobrar a consciência, as crianças podem se apresentar sonolentas, confusas, com certa fraqueza e alguns se queixam de dor de cabeça. As náuseas e os vômitos podem fazer parte do quadro convulsivo. As quedas súbitas ao solo, ao início da crise, são comuns, devido à perda do tono muscular e, não raro, causam traumatismo crânio encefálico, agravando o quadro neurológico.

EPILEPSIA

"Não podemos calçar o mesmo sapato em todos os pés"
(Publius Syrius)

32 Convulsões na infância e adolescência – Como lidar?

O que é epilepsia?

Considera-se a epilepsia como a alteração cerebral recorrente, que se origina de uma descarga eletro química, súbita, breve e anômala de um grupo de neurônios, que pode ser determinada por alterações anatômicas ou funcionais. Como conseqüência pode-se notar comprometimento associado do nível de consciência, alterações do comportamento, das emoções, das funções motoras e das sensações. O diagnóstico da epilepsia é clínico e depende da descrição e dos detalhes referidos pelo paciente, quando possível, antes, durante e após a crise; além disso, as informações fornecidas pelos circunstantes, que presenciaram a crise, são de fundamental importância.

Essa disfunção cerebral, que pode ser temporária, não deve estar relacionada a eventos tóxico-metabólicos ou febris.

A epilepsia pode ser considerada como sinônimo de convulsão?

Embora, grande parte das vezes, a epilepsia e a convulsão sejam usadas como sinônimos, existem diferenças importantes entre as duas; a convulsão é uma manifestação clínica aguda em decorrência de algum evento conhecido (infeccioso, traumático, tóxico etc.) e não necessita, na maior parte das vezes, tratamento específico. A epilepsia é uma condição clínica que se manifesta por crises que se repetem a intervalos variados e que não mantém, necessariamente, relação com fatores agudos precipitantes de crises, nas suas mais variadas formas. A epilepsia é uma doença que necessita tratamento específico contínuo com medicamentos por longos períodos, isto é, durante anos.

Popularmente, a palavra epilepsia, há décadas, está estigmatizada e isso acarreta grande desconforto ao paciente e aos familiares, perante a sociedade; devido a isso, muitos profissionais médicos e não médicos utilizam a palavra convulsão como equivalente à epilepsia com o objetivo de minimizar o quadro.

A epilepsia é uma ocorrência freqüente?

Vários estudos têm mostrado que a prevalência da epilepsia está na faixa de 1 a 5% da população geral, predominando ligeiramente no sexo masculino e com freqüência elevada na infância. Esse transtorno neurológico não respeita nenhum grupo social, étnico, etário ou econômico. No nosso ambulatório de Neurologia Infantil da Pediatria Social do Hospital Israelita Albert Einstein, 1,2% dos pacientes atendidos

34 Convulsões na infância e adolescência – Como lidar?

são portadores de epilepsia. Considerando-se o total de pacientes atendidos com afecção neurológica, a epilepsia representa 35% das consultas. Concorrem, atualmente, para a maior incidência da epilepsia, na população infanto-juvenil, o traumatismo crânio encefálico e o aumento da sobrevida dos recémnascidos prematuros, com idade gestacional abaixo de 32 semanas e de muito baixo peso.

As epilepsias têm causas determinantes?

Muitas são as causas que podem ser responsabilizadas pela manifestação das crises epilépticas, a saber: processos inflamatórios ou infecciosos intracranianos, malformações cerebrais, contusões cerebrais, hemorragias e isquemias cerebrais, tumores do sistema nervoso central; nos pacientes, nos quais existe uma causa anatômica identificável, as epilepsias são denominadas sintomáticas.

As epilepsias criptogenéticas são aquelas nas quais se supõe a existência de fatores orgânicos determinantes, mas que, até o momento, não se os têm identificados, apesar dos recursos laboratoriais disponíveis.

Há, ainda, outra forma de epilepsia, a relacionada a causas genéticas e são as denominadas idiopáticas.

Quais os exames laboratoriais que auxiliam no diagnóstico das epilepsias?

A epilepsia é uma doença que se beneficiou muito com o desenvolvimento tecnológico, nos últimos anos. Os avanços nas áreas da neuroimagem, neurofisiologia, bioquímica e genética muito favoreceram para os novos e refinados conhecimentos da epilepsia.

O EEG (eletrencefalograma) é um importante exame complementar que, embora com suas limitações, pode reforçar, muitas vezes, o diagnóstico da epilepsia; e muito auxilia na determinação de síndromes específicas, lesões localizadas ou difusas. A interpretação do EEG deve ser criteriosa, pois é sabido que 10 a 15% da população, que nunca apresentou qualquer anormalidade relacionada à epilepsia, pode ter o traçado eletrencefalográfico alterado; esses pacientes não necessitam tratamento. Por outro lado, cerca de 50% dos pacientes epilépticos podem ter o traçado eletrencefalográfico normal.

A tomografia computadorizada do crânio (TCC) é muito útil, pois em 70 a 80% dos casos revela alterações estruturais, como as calcificações, tumores, malformações, hemorragias, infecções, lesões ósseas.

A ressonância nuclear magnética (RNM) é um exame muito sensível e tem como princípio captar

36 Convulsões na infância e adolescência – Como lidar?

os sinais eletromagnéticos e suas modificações nos diversos tecidos. É, especialmente, usada para se determinar as alterações cerebrais relacionadas à desmielinização, gliose, infiltrações tumorais, entre outras doenças.

A RNM por espectroscopia, um procedimento mais sofisticado, é empregada para se obter informações funcionais através de marcadores químicos dos neurônios e é muito útil na determinação de lesões degenerativas, tumorais ou inflamatórias.

O SPECT (single photon emission computed tomogaphy) é o exame que permite a obtenção de imagens tomográficas com o uso de radioisótopos. A injeção venosa do radiofármaco possibilita a avaliação do fluxo sanguíneo cerebral e, com isso, torna-se possível à detecção de alterações funcionais relacionadas às crises epilépticas. Nos intervalos entre as crises a positividade do SPECT mostrando hipoperfusão cerebral pode atingir 85% dos casos. Durante as crises os resultados positivos chegam a 97% revelando, nesses casos, hiperperfusão.

Esse exame, o SPECT, é de especial importância que, associado a RNM e ao EEG, pode localizar a área comprometida geradora das crises; isso estabelecido, pode-se direcionar, o paciente com determinadas formas de epilepsia, para tratamento cirúrgico.

O liquor (LCR) é um exame auxiliar de grande importância e necessário para se diagnosticar os quadros inflamatórios, infecciosos, hemorrágicos e metabólicos.

Como se manifestam as crises epilépticas?

As crises epilépticas podem se apresentar na forma generalizada ou parcial. As crises generalizadas são as que se manifestam por meio das crises de ausência (desligamento súbito), dos movimentos mioclônicos, crises atônicas, clônicas, tônicas ou tônico-clônicas. As crises parciais podem ser simples, nas quais não há comprometimento da consciência, ou complexas que cursam com alteração da consciência.

O que é a epilepsia mioclônica benigna do lactente?

Esse tipo de epilepsia se caracteriza por ter o início das manifestações em torno dos 4 meses de idade, com movimentos mioclônicos, de distribuição generalizada e breve duração. A denominação benigna, no caso, fica um tanto abalada, pois, segundo dados retrospectivos registrados na literatura, 1/3 dos pacientes evoluíram com problemas comportamentais e intelectuais, em idade mais avançada. Portanto, o diagnóstico precoce, bem como o tratamento imediato com medicamentos anticonvulsivos, são fundamentais para o

38 CONVULSÕES NA INFÂNCIA E ADOLESCÊNCIA – COMO LIDAR?

prognóstico favorável. Vale ressaltar que, para efeito diagnóstico, o EEG pode se apresentar com surtos espícula-onda ou complexos poliespícula-onda generalizados.

Quais são as características das crises epilépticas parciais?

As crises que se apresentam com grande variedade de manifestações objetivas e subjetivas, são breves e duram em torno de 2 minutos. O quadro clínico varia de acordo com a área do cérebro comprometida, isto é, região frontal, temporal, parietal ou occipital. Os sintomas, por vezes, podem induzir a diagnósticos, inicialmente, errôneos, pois a apresentação das queixas pode sugerir comprometimento clínico geral ou algum distúrbio de origem psicogênica:

- alucinações auditivas
- vertigens
- bloqueios da fala
- alucinações visuais
- desconforto gástrico
- palidez
- sudorese
- sensação de medo
- sensação de conhecer (déjà vu) o que nunca havia visto

- sensação de estranhar (jamais vu) algo já conhecido
- movimentos mastigatórios ou de sucção
- pupilas dilatadas e fixas
- olhar vago, como se estivesse perdido no espaço
- breve lapso de consciência, com comprometimento da memória em relação ao cortejo da crise.

No adolescente a epilepsia parcial benigna se manifesta entre 12 e 18 anos com sintomas motores e sensitivos, que podem ser simples ou complexos. A evolução desses casos é boa.

Existem alterações referidas ou percebidas que podem preceder as crises?

As alterações que precedem as crises são denominadas auras e as mais comuns são os fenômenos sensoriais (visuais, auditivos, gustativos, olfativos); outras alterações que antecedem as crises convulsivas, até por várias horas, estão relacionadas ao comportamento, tal como a irritabilidade, inquietude, hiperatividade, mudanças do humor, agressividade, depressão e ansiedade. Esses distúrbios desaparecem e, logo após, se manifesta a crise convulsiva.

40 CONVULSÕES NA INFÂNCIA E ADOLESCÊNCIA – COMO LIDAR?

Quais os sintomas que podem se manifestar no período pós-crise?

A recobrar a consciência, no período pós-crise, pode-se observar certo grau de desorientação, confusão mental, lentidão mental, agitação e até sintomas de depressão. Há vezes que, após a crise epiléptica, os pacientes se queixam de cefaléia, náuseas, vômitos, tonturas, sonolência, cansaço e desconforto geral pouco definido que melhoram após poucas horas.

O que são as crises de ausência?

As crises de ausência são manifestações breves de perda de consciência ("desligamentos"), com duração de 5 a 20 segundos, mais freqüentes entre os 3 a 10 anos de idade, predominando no sexo feminino, podendo chegar até 50 a 100 episódios ao dia. O paciente fica com olhar vago, não atende às solicitações, como se estivesse distraído ou disperso; ao final da crise, retoma a tarefa que desenvolvia anteriormente, como falar, escrever, comer, como se nada tivesse acontecido. Há vezes que o paciente, quando se alimentando, para com o talher no ar e após passar a crise o leva à boca. A crise de ausência pode vir acompanhada por discretos movimentos clônicos (pálpebras, lábios).

Quando associadas à perda parcial do tono muscular (queda da cabeça, largar objetos que está segurando) caracterizam as ausências atônicas.

As ausências acinéticas se apresentam com quedas súbitas por perda do tono muscular nos membros inferiores, como se os joelhos falseassem. Movimentos automáticos, como o lamber os lábios, mastigar, deglutir, remexer a roupa, podem ser percebidos, também.

As crises mioclônicas são movimentos bruscos que se manifestam e o paciente atira um objeto que está segurando ou sofre queda, como se alguém o empurrasse com violência.

Sintomas autonômicos podem, se manifestar, como dilatação das pupilas, taquicardia, palidez, rubor, eliminação involuntária de urina.

O EEG, na epilepsia tipo ausência, apresenta traçado bastante característico, com descargas ritmadas espícula-onda com freqüência de 2,5-4 ciclos por segundo o que confirma o diagnóstico.

As informações fornecidas pelos pais e profissionais que trabalham com os pacientes são de grande relevância para o diagnóstico das epilepsias do tipo ausência. Há vezes que a própria criança consegue relatar alguns sintomas.

42 CONVULSÕES NA INFÂNCIA E ADOLESCÊNCIA – COMO LIDAR?

Qual é o prognóstico para pacientes com crises de ausência?

A tendência, com o tratamento, é o controle pleno e o desaparecimento das crises até a adolescência e isso acontece com mais ou menos 2/3 dos pacientes. Quando as crises de ausência associam-se às crises tipo tônico clônicas generalizadas o tratamento é prolongado até a idade adulta, mas a resposta terapêutica é bastante satisfatória, praticamente sem seqüelas...

Há vezes que as crianças apresentam crises de ausência não diagnosticadas e são consideradas dispersas e desatenciosas. Por conta dessa falsa dispersão que as prejudica no desempenho escolar, são encaminhadas, erroneamente, para tratamento psicológico, retardando o diagnóstico e o tratamento.

As crises de ausência podem se manifestar na adolescência?

A epilepsia ausência juvenil pode se iniciar entre 7 e 17 anos, afeta ambos os sexos e, muitas vezes, vem associada a crises tônico clônicas ou mioclônicas. As manifestações são mais freqüentes ao despertar, pela manhã. O EEG mostra descargas ponta-onda generalizadas e simétricas. A maioria dos pacientes apresenta boa resposta ao tratamento medicamentoso.

O que é a epilepsia mioclônica juvenil?

É o quadro que se inicia com freqüência entre 11 e 20 anos e se caracteriza pelas crises mioclônicas, ao despertar, acompanhadas por crises tônico clônicas generalizadas e ausências. Essas crises podem ser precipitadas por privação do sono, despertar súbito, fadiga e consumo de bebida alcoólica.

O EEG mostra traçado do tipo poliespícula-onda generalizada. A resposta aos medicamentos antiepilépticos é boa, mas o tratamento, raramente, poderá ser interrompido ao longo da vida.

O que é a epilepsia parcial benigna da infância?

É uma das formas mais comuns das epilepsias na infância. As manifestações podem se iniciar entre 3 e 13 anos, predominam no sexo masculino e são consideradas tipo idiopáticas. As crises são simples, parciais, com sintomas motores e /ou sensoriais, sem comprometimento do estado de consciência, na maior parte dos casos.

- parestesias na hemiface;
- perda parcial do campo visual;
- alucinações visuais;

44   CONVULSÕES NA INFÂNCIA E ADOLESCÊNCIA – COMO LIDAR?

- ilusão (macropsia, micropsia, metamorfopsia);
- movimentos oculares;
- dificuldade à fala (disfasia);
- dificuldade para articular a palavra (disartria);
- crises tônica, clônicas ou tônico-clônicas hemigeneralizadas;
- alterações comportamentais, como a irritabilidade, a hiperatividade, a agressividade;
- náuseas, vômitos, rubor, sudorese, palidez, hipotermia;
- sensação de medo, angústia;
- cefaléia;

O EEG apresenta alterações paroxísticas localizadas nas regiões centro temporais (rolândicas), occipito temporais ou temporais, dependendo da forma clínica.

Há referências pregressas de crises convulsivas febris em 15 a 20% dos casos, bem como antecedentes familiares de convulsões.

O tratamento, nesses pacientes, é eficaz?

Embora, por vezes, haja alguma dificuldade para o controle efetivo das crises na fase inicial, a resposta terapêutica aos vários medicamentos antiepilépticos é boa, na maior parte dos casos.

Qual é o prognóstico para a epilepsia parcial benigna da infância?

As perspectivas são boas, pois na maior parte dos casos não há qualquer interferência na vida futura do paciente. A persistência do quadro após a adolescência constitui intercorrência pouco freqüente.

O que é epilepsia reflexa?

A epilepsia reflexa se caracteriza por crises desencadeadas por certos estímulos e em determinadas pessoas predispostas. Os estímulos desencadeantes, mais freqüentes, são os visuais relacionados à luminosidade, flashes luminosos, estímulos luminosos intermitentes. Há outras condições, mais complexas e mais raras, como as desencadeadas por jogo de xadrez, baralho, música, escrita, fala e leitura.

Os estímulos luminosos, a TV, vídeogame podem ser desencadeantes de crises convulsivas?

A estimulação luminosa, na freqüência entre 11-20 Hz, pode desencadear a crise convulsiva, mas há que

46 Convulsões na infância e adolescência – Como lidar?

ter predisposição para isso. Esse tipo de luz, com emissão intermitente, é o encontrado nos clubes noturnos e danceterias. A prevalência para essa intercorrência é muito baixa na população geral. Considerando-se o grupo portador de epilepsia, a prevalência não excede a 5 %.

A TV, a tela do computador e o vídeo-game podem, também, desencadear a chamada crise epiléptica fotossensível. Para se evitar esse quadro, extremamente desagradável aos pacientes predispostos, recomenda-se manter maior distância da tela, que os ambientes sejam bem iluminados e que a tela seja pequena.

Qual é a probabilidade do paciente que apresentou uma crise epiléptica vir a apresentar outra?

Há dados registrados na literatura médica citando que, após a primeira crise epiléptica, a probabilidade de novas crises pode chegar à faixa dos 60%. O risco de recorrência da segunda crise é maior nas primeiras semanas ou meses.

A epilepsia pode interferir na qualidade de vida do paciente?

A qualidade de vida é uma condição particular que se encontra relacionada a interferências multifatoriais. A qualidade de vida é norteada por fatores intrínsecos ao paciente, associados a fatores externos sociais e familiares. As expectativas, as esperanças e as possibilidades individuais poderão disponibilizar uma visão panorâmica da qualidade de vida. Em muitas ocasiões, o paciente vive um grande conflito interior entre o querer e o poder dentro de uma realidade de vida.

Outra questão de especial importância que deve ser levada em conta é a faixa etária do paciente, isto é, trata-se de pré-escolar, escolar ou adolescente, pois sabemos que as necessidades são muito diferentes nessas diversas etapas da vida.

Podemos considerar, então, os fatores que podem implicar na qualidade de vida:

- controle das crises, seja quanto à freqüência, quanto à intensidade;
- efeitos adversos dos medicamentos;
- interferências emocionais (auto-estima, auto-imagem, depressão, ansiedade);
- contexto familiar;
- influências sociais;
- distúrbios cognitivos;
- capacitação para o trabalho.

O controle das crises é o objetivo maior e, para que isso aconteça, é fundamental, o diagnóstico clí-

48 CONVULSÕES NA INFÂNCIA E ADOLESCÊNCIA – COMO LIDAR?

nico, laboratorial e o planejamento terapêutico, seja clínico ou cirúrgico. O neuropediatra especialista deve, no caso, esclarecer quanto ao diagnóstico, tratamento mais adequado, as perspectivas futuras, efeitos dos medicamentos, as vantagens e desvantagens do esquema proposto.

As questões emocionais devem ser consideradas com especial atenção, tanto quanto ao diagnóstico, quanto ao tratamento. Conscientizar a condição de portador de epilepsia é um grande estresse, que interfere no estado emocional do paciente. Ao paciente causa insegurança, medo, ansiedade que é agravado pelo preconceito dos circunstantes. Há ocasiões que os pacientes ficam deprimidos e revoltados com a sua condição e, muitas vezes, de modo desproporcional ao quadro clínico; esse estado interfere, negativamente, no desempenho global, seja na vida escolar ou no trabalho.

O comportamento familiar modifica-se, em função das crises convulsivas, influenciando acentuadamente, na dinâmica da vida do paciente. A superproteção que se desenvolve atrapalha a autonomia dos pacientes, tornando-os mais dependentes; muitas vezes essa proteção ou a persistente condescendência comprometem o processo educacional. Há pais que não

ABRAM TOPCZEWSKI 49

admitem ter um filho epiléptico e vivem na eterna negação do fato, enquanto outros o rejeitam ou o desqualificam. O relacionamento com os outros filhos fica abalado porque estes se sentem relegados a plano secundário, pois a atenção maior é voltada ao paciente, que está mais necessitado; esse sentimento de carência afetiva é o grande gerador dos descontentamentos e desavenças que comprometem o ambiente familiar.

As relações conjugais, muitas vezes, ficam fragilizadas e não são infreqüentes os desentendimentos do casal e as separações, mormente quando um procura responsabilizar o outro pelo quadro clínico do filho. Interferências na vida profissional dos pais, também, podem existir por conta da revolta, do inconformismo e da insatisfação de ter um filho doente.

É marcante no campo social, o quanto a epilepsia interfere, pois o paciente se afasta do grupo de amigos para não ter de enfrentar situações constrangedoras, evita, portanto, participar de determinadas atividades coletivas; além disso percebe, em algumas ocasiões, a discriminação o que lhe causa grande sofrimento emocional.

O comprometimento no campo cognitivo pode se manifestar em ocasiões diversas:

50 Convulsões na infância e adolescência – Como lidar?

- quando as crises convulsivas não estão suficientemente controladas;
- devido à freqüência das crises;
- relacionado ao tipo das crises.

Há vezes que os medicamentos empregados para o controle das crises interferem no aprendizado escolar de modo global, pois podem causar sonolência, lentidão mental e motora, dispersão, desatenção e alterações comportamentais. O insucesso escolar gera influência negativa no estado emocional do paciente e dos familiares.

Qual é o impacto da epilepsia na vida da criança?

O estigma da epilepsia é, ainda, um fato muito nítido que compromete, de modo geral, a vida do paciente. Muitas vezes o paciente epiléptico é visto como um ser diferente e do qual deve-se compadecer. Crenças populares errôneas em relação ao quadro clínico levam as pessoas a se afastarem dos pacientes epilépticos. Essas atitudes, que são de caráter discriminatório, interferem na auto-imagem e na auto-estima do paciente, dificultam o relacionamento social e escolar.

Quais as interferências da epilepsia no adolescente?

Os adolescentes, em muitas ocasiões, não aceitam a sua condição de portador de epilepsia e não adotam os cuidados recomendados para o tratamento; com certa freqüência, interrompem o uso dos medicamentos abruptamente. Há vezes que têm as suas crises desencadeadas pelo consumo de drogas e bebidas alcoólicas, pois essas substâncias interferem no mecanismo de ação dos medicamentos anticonvulsivos. Além disso, a privação do sono, por conta das "baladas" noturnas, pode desencadear crises convulsivas. Nessas situações cria-se um enorme conflito entre os pais que querem superproteger o filho e o jovem que está a procurar a sua independência, sua autonomia e a sua identidade de adolescente. A resultante dessas situações conflitantes, internas e externas, terá repercussões importantes na vida escolar, social e profissional.

Qual é a relação que existe entre o sono e a epilepsia?

Há muito tempo que a relação do ciclo sono-vigília e a epilepsia é conhecida. Certos tipos de crises epilépticas se manifestam durante o sono, enquanto outras só ao despertar ou já em vigília.

A redução do número habitual de horas de sono, as mudanças do hábito do sono, o modo de despertar poderão desencadear as crises, nos

52 Convulsões na infância e adolescência – Como lidar?

pacientes portadores de epilepsia. Há ocasiões que os pacientes se beneficiam substancialmente, no controle das crises, quando corrigem algumas distorções no esquema do sono.

Os medicamentos anticoncepcionais podem interferir no tratamento com antiepilépticos?

Sabe-se que os anticoncepcionais sofrem interferências dos medicamentos anticonvulsivos no seu metabolismo; quando usados associados, os anticoncepcionais têm a sua ação reduzida, o que não lhe confere confiança absoluta. Portanto, a adolescente e o seu médico devem ficar atentos a esse fato para evitarem surpresas.

O comprometimento emocional é comum no paciente epiléptico?

As interferências emocionais, no paciente epiléptico, são muito evidentes e essa carga é muito importante no cotidiano; além do processo discriminatório que sofre, o paciente tende a se isolar, pois não deseja se expor a situações que lhe possam ser desagradáveis. Muitas vezes a manifestação convulsiva, que é súbita e imprevisível, causa certo grau de medo, ansiedade, mesclada à vergonha, revolta, tristeza, auto-imagem negativa, baixa auto-estima, desesperança e, por vezes, quadro de depressão. Portanto é o estado de pessoa doente que gera as alterações do estado emocional.

A orientação psicológica é necessária nesses casos, pois exercerá importantes influências na qualidade de vida do paciente epiléptico.

Os pacientes epilépticos podem apresentar alterações mentais?

São relatados, em estudos populacionais, que a incidência de transtornos mentais, nos pacientes epilépticos, está na faixa dos 30%. Devemos considerar, também, que existem muitos casos de pacientes epilépticos portadores de outras doenças que podem cursar com deficiência mental, como certas encefalopatias crônicas.

Quais os objetivos básicos do tratamento com medicamentos anticonvulsivos?

54 CONVULSÕES NA INFÂNCIA E ADOLESCÊNCIA – COMO LIDAR?

- controlar as crises epilépticas, procurando-se manter o paciente livre de crises.

- recomendar medicamentos que apresentem o menor número de efeitos adversos.

- reconduzir o paciente às suas atividades normais, como escola, trabalho, lazer, atividades esportivas e convívio familiar adequado.

Os medicamentos antiepilépticos podem causar efeitos adversos?

Todos os medicamentos podem provocar efeitos secundários que podem ser imediatos ou se manifestar mais tardiamente.

Os sintomas agudos são:

- sonolência, agitação, irritabilidade, tremor, diplopia, cefaléia, nistagmo, ataxia, inapetência.

As alterações tardias são:

- ganho de peso, perda do apetite, dificuldades à atenção e concentração, reações cutâneas, hirsutismo, hiperplasia das gengivas, alterações sangüíneas, queda de cabelos entre várias outras.

O acompanhamento especializado é, pois, necessário para que o paciente seja, devidamente, monitorado e orientado; essa vigilância é imprescindível

Os medicamentos anticonvulsivos podem causar dependência?

Esta é uma questão que preocupa, com certa freqüência, os familiares dos pacientes. Nota-se que, em muitas ocasiões, o paciente depende do medicamento para o controle das crises e não que o medicamento cause dependência. O que deve-se considerar é que o objetivo maior relacionado ao uso dos medicamentos é controlar as crises convulsivas; uma vez alcançada essa meta, em alguma ocasião os medicamentos poderão, criteriosamente, ser abandonados. A suspensão do tratamento dependerá do tipo de crise, da freqüência das crises apresentadas, do tempo que está livre das crises e dos exames realizados com resultados satisfatórios.

Muitas crianças tratadas, permanecendo assintomáticas por período mínimo de dois a três anos, são candidatas a ter o tratamento suspenso. A retirada dos medicamentos anticonvulsivos não deve ser abrupta, mas sim de modo lento e progressivo.

56 CONVULSÕES NA INFÂNCIA E ADOLESCÊNCIA – COMO LIDAR?

Os medicamentos anticonvulsivos podem interferir no rendimento escolar?

Vários estudos revelaram que 80-90% das crianças não apresentam efeitos adversos aos medicamentos anticonvulsivos. Há medicamentos que apresentam como efeitos adversos a sonolência, certo grau de apatia, hipoatividade, lentidão mental; nesses casos, há interferência quanto à capacidade de atenção, concentração, memorização e, conseqüentemente, no aprendizado escolar. Esses efeitos podem ser transitórios, pois se manifestam na fase inicial do tratamento, podendo desaparecer após o período de adaptação ao medicamento. Quando esses efeitos indesejáveis persistem, deve-se proceder à mudança do esquema medicamentoso.

Qual é a orientação que deve ser dada aos pais em relação ao uso dos medicamentos?

Inicialmente deve-se alertar sobre os efeitos colaterais, que podem ser causados pelo uso dos medicamentos anticonvulsivos, os quais são transitórios, na maior parte das vezes:

- distúrbios comportamentais, alterações do hábito de sono e vários outros sintomas já referidos anteriormente.
- necessidade de controle clínico e laboratorial periódico.
- não interromper o tratamento sem a adequada orientação do especialista.
- alertar sobre uso de outros medicamentos que possam interferir no tratamento.

Os pais, muitas vezes, ficam inseguros e apreensivos em relação ao futuro no tocante à escolaridade e profissionalização; deve-se apresentar o panorama clínico real do problema, além de se recomendar orientação psicológica que é de importância ímpar, nessas circunstâncias. As desavenças familiares pela não aceitação do fato de ter um filho epiléptico, as constantes transferências de responsabilidades, entre os pais, pela ocorrência do quadro, o sentimento de culpa, vergonha e revolta, são fatores que causam o desequilíbrio das relações na família. Nessas circunstâncias, a terapia familiar deve ser destacada para que se possa criar um ambiente menos estressado e mais sadio para a família e paciente.

58 CONVULSÕES NA INFÂNCIA E ADOLESCÊNCIA – COMO LIDAR?

Aos pais, ao paciente e ao médico, o desejável é que as crises convulsivas não mais se repitam, pois a apresentação visual do quadro é muito traumática. O objetivo maior é a cura, embora nem sempre se consiga o resultado desejado; além disso, o controle das crises demanda certo tempo e paciência. As respostas terapêuticas são individuais e a adaptação aos medicamentos não obedece normas rígidas e isso gera certa intranqüilidade aos pais e os leva a imaginar que o especialista não está sabendo lidar com o problema do seu filho. Obviamente, isso não é real, pois há vários fatores que interferem no resultado final.

O paciente deve saber que é portador de epilepsia?

O paciente deve ser orientado, na medida das suas possibilidades de entender, quanto ao quadro clínico que apresenta. Torna-se importante que saiba porque necessita tomar os medicamentos, porque deve ir, com certa freqüência, ao consultório médico e ao laboratório para se submeter a exames.

Devemos considerar que a criança tem o seu senso de percepção desenvolvido e sente que algo estranho ou diferente está acontecendo com ela; essa situação, que lhe é nebulosa, provoca muita insegurança, bem como importante instabilidade emocional. Aquilo que não é sabido e não é esclarecido permite muita imaginação e fantasias. Portanto, saber a respeito do seu quadro clínico alivia as tensões, elimina as fantasias negativas e facilita a aderência ao tratamento.

Há pais que procuram omitir dos filhos que estes são portadores de epilepsia; quando vão ao consultório procuram entrar antes do paciente para contar a história e muitas vezes, após a consulta pedem para que o paciente saia do consultório para que possam conversar mais descontraídos. A nosso ver não consideramos esses procedimentos recomendáveis e nem aceitáveis, pois não deixa de ser uma forma velada de preconceito. Há vezes que os pais se esquecem que os seus filhos têm nível normal de inteligência e, ainda, ignoram e desprezam a sua capacidade para perceber e julgar essas manobras ingênuas e, até ridículas.

Qual deve ser o procedimento dos familiares e pacientes quanto ao tratamento?

- eleger um médico especialista que possa orientar com toda a segurança e confiança.

- obter do médico assistente todas as informações inerentes ao quadro clínico e tratamento proposto.

60 Convulsões na infância e adolescência – Como lidar?

- evitar procurar várias opiniões concomitantes e, por vezes, de não especialistas e, até, de não médicos.
- saber quais os efeitos adversos conseqüentes ao tratamento instituído.
- informar-se sobre o uso de outros medicamentos associados aos anticonvulsivantes e dos seus inconvenientes.
- não interromper o tratamento sem as devidas orientações do médico assistente, pois podem ser desencadeadas crises convulsivas complicadas.
- as avaliações clínicas e laboratoriais periódicas devem ser programadas. Esses procedimentos são necessários para se monitorizar os medicamentos em uso, além de se avaliar as possíveis alterações que possam se processar nos diversos órgãos.

Qual é o esquema terapêutico que deve ser adotado?

Várias são as considerações que devem ser feitas, no caso:

- a escolha do medicamento dependerá do tipo de crise, pois nem todos os medicamentos são adequados para qualquer tipo de crise epiléptica.
- o ideal é que o paciente tome, somente, um medicamento para o controle das suas crises;

deve-se tentar adaptar a dose até o seu limite, atentando-se sempre para os efeitos adversos.

- a associação de medicamentos será necessária, quando o uso de um só não for suficiente, para o controle das crises convulsivas.

- a idade do paciente poderá ser ponderada como um dos critérios para a escolha do medicamento, devido aos efeitos secundários, que se manifestam de modo mais marcantes, nas diversas faixas etárias.

Há perspectiva que o tratamento com os medicamentos seja suspenso?

Caso o paciente passe assintomático por um período mínimo de dois anos, poderá ser tentada a redução, lenta e progressiva, do medicamento em uso. Esse processo de retirada do medicamento poderá demorar até um ano. Sabe-se que, completado o esquema terapêutico, 70% das crianças ficam livres do uso dos medicamentos antiepilépticos.

62 Convulsões na infância e adolescência – Como lidar?

Quais são as perspectivas quanto ao controle das crises convulsivas?

Vários estudos publicados mostram que 70% dos casos de epilepsia são controlados com o uso de medicamentos anticonvulsivos. Cerca de 10-15% dos pacientes fazem parte de um grupo que necessita manter os medicamentos por tempo prolongado, nas mais diversas combinações. Parte dos 5-10% dos pacientes restantes, portadores da epilepsia refratária ao tratamento medicamentoso, são encaminhados, após avaliação criteriosa, para tratamento cirúrgico, que consiste na remoção do tecido cerebral comprometido. O prognóstico é muito bom para esses pacientes, pois existe a possibilidade de ficarem livres das crises e, por vezes, até dos medicamentos.

O paciente com epilepsia pode praticar esportes?

As atividades esportivas exercem papel muito importante na vida do paciente. A se considerar o aspecto individual, ter-se-á melhoria da condição física, emocional e da auto-estima, pois percebe a sua competência e capacidade participativa; sob aspecto coletivo sabe-se que os esportes são polos relevantes de integração social; o trabalho se desenvolve em equipe, colaborando para o desenvolvimento da personalidade, para a melhoria da auto-imagem e auto-estima. O tipo de esporte a ser praticado deverá ser planejado para as condições do paciente. Por exemplo, quando o paciente apresenta crises de ausências que não estão, ainda, devidamente controladas, não deve praticar a natação, até segunda ordem. Muitas são as atividades que podem ser recomendadas, tais como tênis de mesa e de campo, vôlei, futebol de salão, basquete, dança entre outras. Há práticas esportivas que não são recomendadas para os pacientes epilépticos como paraquedismo, mergulho submarino, alpinismo, asa delta e os esportes denominados radicais.

Devemos, também, considerar que o paciente sob efeito dos medicamentos antiepilépticos pode apresentar-se mais lento, menos concentrado e menos coordenado nos movimentos; essas alterações poderão vir a ser um empecilho relativo para a prática de algumas modalidades esportivas.

Alguns estudos mostram que os pacientes epilépticos que não praticam esportes apresentam mais queixas relativas à fadiga, depressão, sonolência e ansiedade.

64 Convulsões na infância e adolescência – Como lidar?

Há contra indicação para o paciente epiléptico dirigir automóvel?

Caso o paciente esteja com as crises controladas e se estiver assintomático, por período mínimo de 12 meses, poderá dirigir automóvel de passeio. O neurologista que acompanha o paciente poderá orientar, adequadamente, sobre a conveniência de dirigir ou não automóvel e quando. Existe legislação a respeito nos países desenvolvidos sugerindo este mesmo procedimento, mas enfatizando que o paciente se mantenha sob orientação médica e que não seja motorista profissional.

O que é epilepsia refratária?

A epilepsia refratária representa um quadro clínico especial, no qual as crises epilépticas se encontram, só parcialmente, controladas. Apesar do paciente estar tomando os medicamentos nas doses recomendadas, bem como seguir as orientações quanto ao modo de ministrar os medicamentos e manter hábitos de vida diária sadios, as crises continuam se manifestado com certa constância.

Qual é o impacto da epilepsia refratária na vida do paciente?

As interferências da epilepsia refratária podem ser percebidas em várias atividades:

- incapacitação para as atividades de vida diária;
- incapacitação para as atividades escolares;
- dependência constante de terceiros por parte do paciente;
- dificuldade para se integrar socialmente;
- acentuação do comprometimento neurológico, por conta das crises freqüentes;
- efeitos adversos dos medicamentos que podem causar sonolência, lentidão e outros desconfortos;
- riscos físicos por conta de quedas como os traumatismos, fraturas, entorses, queimaduras, afogamento;
- comprometimento do estado emocional e comportamental.

Qual é o impacto econômico que incide no paciente epiléptico?

Podemos considerar, inicialmente, os custos diretos, nos quais estão envolvidos os exames necessários para o diagnóstico, a orientação médica, que implica em avaliações periódicas clínicas e laboratoriais, além dos

66 Convulsões na infância e adolescência – Como lidar?

custos dos medicamentos; sabemos que os medicamentos de geração mais recente são caros.

Muitas vezes, a situação financeira fica abalada, pois são necessários tratamentos especializados, como psicológico, psicopedagógico fonoaudiológico, fisioterápico, além de escolas diferenciadas.

Há que se considerar, ainda, os casos que são passíveis de tratamento cirúrgico, procedimento esse que incrementa os gastos de modo substancial.

Todas as epilepsias são passíveis de tratamento cirúrgico?

Essa possibilidade é reservada para os pacientes que apresentam as epilepsias refratárias aos tratamentos, adequadamente conduzidos, com os medicamentos disponíveis e que não obtiveram resultados satisfatórios no controle das crises epilépticas.

Quais são os critérios de escolha para o tratamento cirúrgico?

Devemos considerar o procedimento para os pacientes que apresentam determinadas condições:
- crises incapacitantes para as atividades diárias.

- que o paciente não seja portador de doenças neurológicas progressivas cerebrais, como as encefalopatias metabólicas, quadros desmielinizantes entre outros.
- que o paciente se beneficie por conta do controle das crises.
- que o tratamento cirúrgico não acrescente déficit funcional acessório.

Quais os benefícios do tratamento cirúrgico para as crianças?

- cessar as crises, bem como os seus efeitos comprometedores para o desenvolvimento neurológico.
- melhoria do comportamento.
- melhoria quanto ao aprendizado.
- possibilitar certa independência.
- possibilitar a redução ou até a suspensão da dose dos antiepilépticos, quando possível.

CONVULSÃO FEBRIL

"A paciência é amarga, mas o fruto doce"

70 Convulsões na Infância e Adolescência – Como Lidar?

O que é a convulsão febril?

É a crise convulsiva que se manifesta, em crianças, na vigência de febre, sem que haja doença infecciosa aguda neurológica ou algum antecedente de crise convulsiva por outra causa. As infecções que, mais freqüentemente, estão associadas à convulsão febril, são as causadas por infecções virais das vias respiratórias, gastrointestinais e urinárias. Em certos casos, a febre que se segue à vacinação pode, também, causar convulsão.

Qual é a idade preferencial para que se manifeste a convulsão febril?

As crises convulsivas febris podem se iniciar aos 3 meses de idade e se manifestam, geralmente, até 6 anos. Há uma predominância para o aparecimento da primeira crise entre 15 e 24 meses. Em raras ocasiões, a crise convulsiva febril se manifesta após 6 anos de idade e nesses pacientes é recomendável a investigação mais apurada.

A convulsão febril é freqüente?

Embora não tenhamos dados precisos na literatura nacional, calcula-se que a convulsão febril ocorra em 4-5% da população infantil. Fez-se uma avaliação epidemiológico-neurológica, no ambulatório da Pediatria Social do Hospital Israelita Albert Einstein, em 1999, tendo sido constatada a convulsão febril em 5,17% dos pacientes.

Qual a razão para o aparecimento da convulsão febril?

A causa genética hereditária ocupa lugar de destaque, pois vários estudos apontam para a ocorrência familiar e para a elevada incidência em gêmeos. Considera-se, também, que o cérebro em desenvolvimento, em determinadas crianças, não apresenta mecanismos inibitórios eficientes para tolerar a brusca e súbita elevação da temperatura e, devido a isso, a convulsão se desencadeia. Além disso, é nessa faixa etária que as crianças estão mais propensas a contrair as doenças infecciosas o que as torna mais expostas aos quadros febris. O modo real pelo qual a febre desencadeia a convulsão é, ainda, uma questão a se esclarecer.

Como é que se apresenta a convulsão febril?

Geralmente, as convulsões febris são generalizadas, de curta duração, não excedem a 15 minutos e

72 Convulsões na infância e adolescência – Como lidar?

não se repetem nas primeiras 24 horas. Em cerca de 1/3 dos casos as crises são mais complicadas, pois não se manifestam de forma generalizada, mas sim localizada, com tempo de duração mais longo e com grande probabilidade de se repetir em menos de 24 horas. Essas crises podem causar a hemiparesia transitória, denominada paresia de Todd. Portanto, sob o ponto de vista médico essas informações são muito importantes no direcionamento, após o exame neurológico, às condutas terapêuticas.

Há risco de que a crise convulsiva febril se repita?

Dependendo da idade que a criança apresentou a primeira crise, o risco é variável; se essa manifestação foi antes dos 18 meses, a probabilidade de recorrência é de 40%; entre 18 meses e 3 anos a probabilidade se reduz para 20%. Conforme aumenta a idade da criança a probabilidade diminui progressivamente.

Outros fatores devem ser considerados porque, também, aumentam a probabilidade para nova crise convulsiva: parentes próximos com antecedente de convulsão febril, a convulsão febril que ocorreu com temperatura pouco elevada ou que a primeira crise tenha sido do tipo complicado ou complexo.

Os exames de laboratório são recomendados para identificar a causa da convulsão febril?

A investigação laboratorial dependerá da avaliação clínico-neurológica. Casos típicos, examinados por profissionais experientes, podem, por vezes, dispensar exames complementares. Exames de sangue e do liquor (líquido raquiano) poderão ser solicitados para se identificar à existência de alguma doença infecciosa. O eletrencefalograma (EEG), no caso, se apresenta normal. Os exames por imagem (radiologia convencional, tomografia computadorizada e ressonância nuclear magnética da cabeça) pouco contribuem para o diagnóstico da convulsão febril, exceto em situações excepcionais.

A convulsão febril necessita tratamento específico?

Na maior parte das vezes não há necessidade de tratamento, pois a crise é de curta duração e desaparece rapidamente. Em situações especiais, quando a crise é prolongada, o tratamento se faz necessário e o procedimento deve ser em ambiente hospitalar.

Quando a criança apresenta a primeira convulsão febril, o mais indicado é dedicar especial atenção e orientação aos pais, pois a vivência do quadro é traumática; os pais devem ser devidamente informados

74 Convulsões na infância e adolescência – Como lidar?

a respeito da benignidade do quadro convulsivo, do bom prognóstico e dos procedimentos para se tentar evitar crises nos futuros episódios febris:

- por ocasião da febre devem ministrar, imediatamente, antitérmico;
- colocar a criança em banho morno, tendendo mais para frio ou envolver a criança num lençol molhado com água morna para diminuir a temperatura até que o antitérmico faça o efeito desejado;
- manter a calma;
- levar a criança ao pronto socorro, por vezes, é necessário para aliviar-se às tensões familiares.

Deve-se considerar a possibilidade de meningoencefalite, quando a convulsão se manifesta após mais de 24 horas de febre, quando a criança está muito abatida e a sua recuperação pós-crise for demorada.

Os tratamentos com medicamentos anticonvulsivos devem ser indicados?

O tratamento profilático com medicamentos anticonvulsivos já foi bastante usado, mas hoje só é considerado em situações especiais como o alto risco de recorrência em crianças de pouca idade. Atualmente, tem se feito nesses casos o tratamento intermitente, ou seja, usar medicamentos de ação anticonvulsivante na vigência do quadro febril, além dos antitérmicos.

Qual é o prognóstico da crise convulsiva febril?

O prognóstico é muito bom, pois 2/3 das crianças apresentam, somente, uma única crise convulsiva febril. Outra parte dos pacientes poderá apresentar mais duas ou três crises. Quanto mais próximo da idade limite, isto é, 6 anos, menor será a probabilidade de repetição da crise.

Qual é a relação entre a convulsão febril e a epilepsia?

A freqüência de epilepsia nas crianças que apresentaram convulsão febril está situada na faixa dos 2 a 7%, porcentagem essa maior que na população geral. A crise convulsiva febril complexa, as anormalidades no desenvolvimento neuropsicomotor e os antecedentes familiares de epilepsia concorrem para o aparecimento de futura epilepsia. As crises freqüentes podem causar uma alteração estrutural no cérebro, que é a denominada esclerose mesial temporal, a qual seria a responsável pela epilepsia mais tardia, originada no lobo temporal. Há quem imagine que essa alteração, a esclerose mesial temporal, seja uma anomalia pré-existente e que a crise convulsiva febril

76 CONVULSÕES NA INFÂNCIA E ADOLESCÊNCIA – COMO LIDAR?

seria a conseqüência e não a causa dessa anormalidade.

O que é a esclerose mesial temporal?

A esclerose mesial temporal é uma alteração anatômica caracterizada por perda seletiva de neurônios, em grau variável, comprometendo o lobo temporal e, conseqüentemente, originando as crises epilépticas.

Que tipo de crise se origina devido à esclerose mesial temporal?

O lobo temporal é o responsável pela maior parte das crises parciais simples ou complexas e que podem se tornar generalizadas; com freqüência acima de 50%, são resistentes aos tratamentos com medicamentos anticonvulsivos. Não se sabe, ainda, o porque dessa resistência à terapia medicamentosa, embora se obtenha bons resultados, no controle das crises, com o tratamento cirúrgico para remover a área comprometida.

Quais as alterações reveladas, ao exame neurológico, nos pacientes com esclerose mesial temporal?

O exame neurológico nos pacientes com esclerose mesial temporal não apresenta anormalidades, todavia o exame neuropsicológico revela comprometimentos da memória recente, que pode se acentuar com a persistência das crises. O EEG mostra descargas na região temporal, a RNM revela alterações no lobo temporal, com redução do volume e o SPECT evidencia áreas de hipoperfusão temporal, sugerindo hipometabolismo.

EPILEPSIAS REFRATÁRIAS GRAVES DA INFÂNCIA

"Quando lidar com situações difíceis pense no que você pode influenciar para modificá-las"

80 CONVULSÕES NA INFÂNCIA E ADOLESCÊNCIA – COMO LIDAR?

Que são epilepsias refratárias graves da infância?

As epilepsias refratárias graves da infância representam um grupo de síndromes que cursam com comprometimento importante do desenvolvimento neuropsicomotor e que são refratárias aos medicamentos antiepilépticos disponíveis. Os quadros refratários quando se manifestam no período neonatal já evidenciam comprometimento neurológico importante.O lactente ou pré-escolar podem se desenvolver normais, sob aspecto neurológico, até o início do quadro clínico, quando se evidencia parada ou regressão do desempenho neuropsicomotor.

Quais são as epilepsias refratárias da infância?

- epilepsia mioclônica infantil precoce;
- encefalopatia epiléptica infantil precoce;
- síndrome de West;
- síndrome de Lennox-Gastaut;
- epilepsia mioclônica grave;
- epilepsia mioclônica astática;
- epilepsia com ausências mioclônicas;
- síndrome de Rasmussen;

Que é a epilepsia mioclônica infantil precoce?

Trata-se do quadro raro, que se apresenta nos primeiros dias de vida, com crises mioclônicas, crises parciais (desvio conjugado do olhar, apnéia, rubor facial), e espasmos tônicos mais tardiamente. Esses pacientes, se já não estão muito comprometidos, evoluem para uma rápida deterioração neurológica. O EEG apresenta padrão surto supressão, isto é, complexos ponta-onda ou pontas agudos com períodos de lentificação e achatamento do traçado.

E a encefalopatia epiléptica infantil precoce?

Esse quadro se inicia no primeiro mês de vida, com crises tipo parciais ou espasmos tônicos, sendo difícil o seu controle com medicamentos anticonvulsivos. As manifestações são devidas a anormalidades neurológicas, conseqüentes a malformações cerebrais ou lesões cerebrais pré-natais. O prognóstico é desfavorável, pois a criança não apresenta progressos no seu desenvolvimento neurológico. O EEG se apresenta com padrão surto supressão.

O que é a síndrome de West?

Trata-se de um tipo especial de epilepsia cujas crises se apresentam, predominantemente, sob a forma de espasmos em flexão, semelhantes ao reflexo de Moro (tal qual um abraço); os movimentos são abruptos, com flexão do tronco, pescoço, pernas e abdução dos membros superiores; há vezes que os espasmos são em extensão (abre os braços, joga a cabeça para trás) ou mistos. Na maioria dos casos as crises aparecem em seqüência, com intervalo variando de 5 a 30 segundos. Os espasmos são mais freqüentes nos períodos de sonolência, especialmente ao adormecer e despertar. As crises são rápidas, durando de 5 a 40 segundos, aprecem em salvas de 5,10,20 ou mais espasmos por vez. É mais freqüente entre 4 e 9 meses de idade, embora já tenhamos tratado pacientes com 2-3 meses de vida.

Muitas vezes esses espasmos são confundidos com sustos ou com cólicas abdominais, pois com freqüência se seguem de choro agudo. Há vezes que, após os espasmos, as crianças sorriem o que dificulta mais a identificação do quadro. O EEG apresenta padrão eletrográfico bem definido, denominado hipsarritmia, que é determinante no diagnóstico.

Qual é a evolução da síndrome de West?

Classicamente a Síndrome de West evolui com perda das habilidades motoras (sustentar a cabeça, ficar sentado, preensão intencional das mãos), perda da interação social (sorriso, produção de sons, diminuição da reatividade aos estímulos auditivos) e perda do interesse pelo ambiente (olham para os objetos como se fossem cegas, sem qualquer emoção). Há vezes que o desenvolvimento neuropsicomotor, ao início do quadro, se encontra dentro dos limites da normalidade e isso depende da causa determinante dos espasmos, do tipo de lesão e da extensão das anormalidades cerebrais. O diagnóstico precoce é a questão fundamental, pois poderá ser um fator determinante na evolução clínico-neurológica, tornado-a menos turbulenta e menos comprometedora. Além disso, o tratamento adequado para o controle dos espasmos deve ser instituído rapidamente, pois interfere de modo marcante no prognóstico.

Quais são as causas da síndrome de West?

Os fatores determinantes, do tipo denominado sintomático, podem ser pré-natais como as infecções (toxoplasmose, rubéola, citomegalovirus, herpes, sífilis), alterações do desenvolvimento do teci-

84 CONVULSÕES NA INFÂNCIA E ADOLESCÊNCIA – COMO LIDAR?

do cerebral, doenças metabólicas e doenças genéticas. Das causas peri natais, o sofrimento fetal, prematuridade, encefalopatia bilirrubínica e as meningites, são as mais freqüentes. As meningoencefalites, doenças metabólicas, traumatismo craniano e as reações pós-vacinais são as causas mais comuns no período pós-natal.

A síndrome de West pode ter, também, origem criptogenética ou idiopática.

Os exames laboratoriais são importantes para o diagnóstico da síndrome de West?

Os exames mais importantes para o diagnóstico são o eletrencefalograma, a poligrafia e a vídeo poligrafia. As alterações eletrográficas registradas são bem estabelecidas para a síndrome de West e a sua importância não se prende, somente, ao diagnóstico, mas é relevante para se avaliar a resposta eletrográfica com o tratamento instituído e quanto ao prognóstico. Os exames por imagem, como a tomografia computadorizada do crânio ou a ressonância nuclear magnética da cabeça, são importantes para a detecção de lesões estruturais, alterações da maturação cerebral e a existência de calcificações. O SPECT é o exame que avalia o fluxo sanguíneo cerebral regional; a área que apresenta esse fluxo sangüíneo alterado pode ser, em certas ocasiões, correlacionada com o local comprometido de onde se originam as crises tipo espasmos apresentadas pelo lactente.

Qual é o prognóstico para os pacientes com síndrome de West?

Os pacientes do grupo idiopático ou criptogenético apresentam-se com evolução normal até o início do quadro de espasmos, quando se começa perceber as perdas das habilidades motoras e a regressão no comportamento global, pois tornam-se menos comunicativos, menos ativos, menos interessados pelo meio ambiente. A criança fica mais apática, hipotônica, pouco responsiva aos estímulos. Dados da literatura revelam que a evolução é catastrófica nos pacientes com síndrome de West. A nossa experiência mostra que o diagnóstico precoce, o tratamento com corticosteróide como opção inicial, determina o prognóstico mais favorável, em cerca de 50% dos casos. Muitas crianças são, inicialmente, tratadas com medicamentos anticonvulsivos e o corticosteróide só é ministrado quando, tardiamente, os resultados não se mostraram satisfatórios; nesses casos, o paciente, por já se encontrar mais comprometido neurologicamen-

86 CONVULSÕES NA INFÂNCIA E ADOLESCÊNCIA — COMO LIDAR?

te, não poderá se aproveitar dos benefícios que o corticosteróide proporciona.

As crianças com quadro sintomático, como já apresentam defasagem no desenvolvimento neuropsicomotor por conta das lesões pré-existentes, têm essa condição acentuada pelas crises freqüentes que se manifestam. Em qualquer circunstância o controle das crises é fundamental para que se evite a piora da condição clínica do paciente, embora se saiba que, em muitas oportunidades, a irreversibilidade do quadro neurológico seja inevitável. Além disso, a convivência dos circunstantes com as crises freqüentes e sem controle é bastante penoso.

Qual é o tratamento proposto para a síndrome de West?

Sabe-se que a síndrome de West é um quadro que apresenta respostas desfavoráveis aos medicamentos anticonvulsivantes convencionais. Durante muitos anos, os melhores resultados foram obtidos com o uso de corticosteróides. Esse é o tratamento clássico e que, apesar da vigilância que deve ser feita, por causa dos seus efeitos secundários, nos parece o mais adequado, pois controla as crises, rapidamente, bem como melhora o padrão eletrencefalográfico. Na síndrome de West secundária preconiza-se o uso dos anticonvulsivantes de nova geração, que podem proporcionar resultados iniciais satisfatórios. Nos casos controlados por um período e após o qual os espasmos reapareceram, efetuamos o tratamento com a imunoglobulina endovenosa. Embora, os dados da literatura sejam escassos e mesmo polêmicos, os resultados que obtivemos nesses pacientes foram muito animadores no controle dos espasmos. Além disso, a melhoria da condição neurológica foi evidente, pois as crianças se tornaram mais ativas, mais participantes e com respostas melhores às terapias em andamento; não se sabe se esta melhoria está relacionada ao controle das crises, à existência de algum efeito específico da imunoglobulina que interfere no funcionamento do sistema nervoso central ou de ambos.

Há relatos, na literatura, de resultados satisfatórios com o uso da imunoglobulina, como opção inicial, na síndrome de West.

A síndrome de West é passível de tratamento cirúrgico?

Os avanços tecnológicos expandiram as possibilidades quanto ao diagnóstico laboratorial e vários casos que eram considerados criptogenéticos ou idiopáticos puderam ser mais bem definidos. Os

88 Convulsões na infância e adolescência – Como lidar?

pacientes que apresentavam lesões localizadas detectadas ao eletrencefalograma, à tomografia computadorizada, ressonância nuclear magnética, SPECT e PET se beneficiaram com o tratamento cirúrgico, no tocante ao controle das crises.

O que é a síndrome de Lennox-Gastaut?

Caracteriza-se pela manifestação de crises convulsivas de vários tipos (ausências, tônicas, mioclônicas, tônico-clônicas, acinéticas), em proporção variável, associada a comprometimento do nível intelectual, distúrbios comportamentais e eletrencefalograma com alterações definidas. Esses pacientes, por conta dos diversos tipos de crises, caem com muita freqüência e sofrem traumatismos crânio encefálicos amiúde, que pode ser fator agravante do quadro neurológico. Há predominância no sexo masculino e evidencia-se na faixa dos 2 a10 anos de idade, havendo um certo predomínio entre 3 a 8 anos de idade.

Quais as causas determinantes da síndrome de Lennox-Gastaut?

As causas determinantes, do tipo sintomático, são múltiplas, podendo-se citar a encefalopatia hipóxico-isquêmica, síndromes neuro-cutâneas (esclerose tuberosa, neurofibromatose, síndrome de Sturge Weber). Sabe-se que 1/3 dos casos da síndrome de Lennox-Gastaut evoluem em seqüência à síndrome de West. Os outros 2/3 ficam divididos entre os sintomáticos, os criptogenéticos ou os idiopáticos.

Qual é o prognóstico para os pacientes com a síndrome de Lennox-Gastaut?

A síndrome de Lennox-Gastaut é um tipo especial de epilepsia refratária aos anticonvulsivos disponíveis. Geralmente, as melhores respostas são obtidas com a politerapia e, mesmo assim, os resultados são pouco satisfatórios, pois 80% dos pacientes continuam a apresentar crises convulsivas. Como o comprometimento intelectual é evidente, as dificuldades no aprendizado escolar são muito freqüentes e a defasagem em relação aos pares é relevante; somam-se, ainda, as alterações comportamentais que podem estar associadas à própria doença, bem como aos múltiplos efeitos adversos dos medicamentos usados para controle das crises.

90 CONVULSÕES NA INFÂNCIA E ADOLESCÊNCIA – COMO LIDAR?

Existem outras alternativas terapêuticas para a síndrome de Lennox-Gastaut?

Os dados disponíveis nas publicações mostram que tem sido realizado o tratamento com corticosteróides e os resultados têm se apresentado bastante satisfatórios, no controle das crises, em alguns casos. Temos, também, nos utilizado da imunoglobulina para o tratamento de pacientes com a síndrome de Lennox-Gastaut e os resultados têm sido muito gratificantes no controle das crises, bem como na melhoria do quadro motor e cognitivo. O mecanismo de ação da imunoglobulina, no caso, ainda não está definido.

Há quem preconize o tratamento com uma dieta especial, a dieta cetogênica, com a qual há referências de bons resultados. Essa dieta consiste em se fazer sobrecarga de gorduras, partes menores de proteínas e teores reduzidos de carbohidrato.

Devemos, ainda, enfatizar que a terapia psicológica, orientação psicopedagógica e a terapia familiar são fundamentais nesses casos.

O que é a epilepsia mioclônica grave?

O início das crises se evidencia no primeiro ano de vida, predominando no sexo masculino, acometendo crianças sem antecedentes de intercorrências neurológicas e com desenvolvimento normal. No período inicial as crises epiléticas são clônicas, associadas à febre e de duração prolongada. Seguem-se as crises mioclônicas generalizadas e, posteriormente, crises parciais complexas. Essas crises são muito resistentes aos medicamentos e o atraso progressivo no desenvolvimento neurológico se torna evidente.

Qual é o quadro clínico da epilepsia mioclônico astática?

Esse quadro epiléptico é, também, conhecido como síndrome de Doose e afeta mais o sexo masculino, nos primeiros 5 anos de vida. A maioria se inicia com crise tônico clônica generalizada e após aparecem crises de ausência com manifestações astáticas (perda do tono postural) e mioclônicas.

Dois terços dos pacientes têm antecedente de crise convulsiva febril.

Muitas vezes o diagnóstico diferencial com a síndrome de Lennox-Gastaut é difícil. Há casos com remissão completa das crises, enquanto outros evoluem para crises de difícil controle. Nos casos mais resistentes, além dos antiepilépticos habituais tem-se ministrado os corticosteróides.

92 CONVULSÕES NA INFÂNCIA E ADOLESCÊNCIA – COMO LIDAR?

Quais são as características da síndrome de Rasmussen?

O quadro clínico caracteriza-se por crises epilépticas parciais, que podem ou não se generalizar, evoluindo para hemiparesia. A resposta aos medicamentos antiepilépticos é insuficiente e a evolução é para a epilepsia parcial contínua. A causa determinante sugere ser um processo do tipo auto-imune. O tratamento cirúrgico deve ser indicado, nesses casos.

O que é a síndrome de Landau-Kleffner?

É um tipo especial de epilepsia, que se manifesta na infância, preferencialmente entre 4 e 7 anos de idade; as crises podem ser tônico clônicas generalizadas, ausências atípicas, parciais simples ou complexas associadas à perda da linguagem falada espontânea (afasia) e da compreensão. Predominam no sexo masculino e, muitas vezes, a hiperatividade, agressividade e as alterações da personalidade podem acompanhar o quadro. O EEG apresenta-se alterado, especialmente, na região temporal. Os exames funcionais, o SPECT (tomografia por emissão de fóton único) e o PET (tomografia por emissão de pósitron), revelam alterações na região temporal. A ressonância nuclear magnética da cabeça e a tomografia computadorizada do crânio, no caso, não apresentam anormalidades. As crises epilépticas, geralmente, são controladas com os medicamentos habituais, mas as alterações da linguagem podem persistir. Alguns autores consideram benéfico o uso de corticosteróides no tratamento. As orientações psicológicas, pedagógicas e fonoaudiológicas são recomendadas. A causa determinante é desconhecida.

ESTADO DE MAL EPILÉPTICO

"Com organização e tempo acha-se o segredo
de se fazer tudo e bem feito"
(Pitágoras)

O que é o estado de mal epiléptico?

Considera-se como sendo as crises convulsivas que duram além de 30 minutos ou episódios convulsivos isolados que se repetem, sem que o paciente recupere o nível de consciência.

Quais são as causas que determinam o estado de mal epiléptico?

Quando o paciente já está em tratamento devemos considerar como causas:

- a interrupção abrupta do uso dos medicamentos anticonvulsivos, por vezes promovida pelos pais, por conta de informações distorcidas, pela dificuldade em aceitar a necessidade do tratamento para o seu filho ou por imaginar que tratamentos alternativos são mais eficazes.

- o uso irregular dos medicamentos anticonvulsivos que são mal controlados pelos familiares pouco organizados.

- negligência do próprio paciente quanto ao esquema terapêutico proposto; não é pouco freqüente encontrar-se medicamentos jogados debaixo da cama, do colchão ou dentro das gavetas dos jovens pacientes.

- baixo nível de concentração do medicamento no sangue, mantendo doses subterapêuticas.

Nos pacientes sem antecedentes de crises epilépticas, devemos considerar os quadros clínicos agudos, desencadeando o estado de mal epiléptico:
- consumo de álcool, drogas.
- quadros infecciosos como as encefalites e as meningo encefalites.
- distúrbios metabólicos agudos.
- intercorrências vasculares cerebrais.
- traumatismo crânio-encefálico.
- tumor cerebral.
- intoxicação por medicamentos.

Quais as medidas que devem ser tomadas nos casos de estado de mal epiléptico?

O paciente, nesses casos, deve ser transportado para o hospital, com urgência, pois necessita de cuidados especiais tais como a monitorização cárdio respiratória, medicamentos por via venosa, exames especializados para o diagnóstico e tratamento clínico ou cirúrgico.

EVENTOS NÃO EPILÉPTICOS

"E impossível fazer algo a um só tempo com pressa
e prudência"
(Publius Syrius)

100 CONVULSÕES NA INFÂNCIA E ADOLESCÊNCIA – COMO LIDAR?

Que são crises paroxísticas?

São as crises que se caracterizam pela recorrência ou pela agudização dos sintomas ou sinais.

As crises paroxísticas são sempre de origem epiléptica?

Considera-se que, somente, parte das crises paroxísticas seja de origem epiléptica. As crises paroxísticas não relacionadas à epilepsia são denominadas, atualmente, de eventos não epilépticos.

Quais são as causas dos eventos não epilépticos?

As crises paroxísticas não epilépticas podem ser determinadas por distúrbios fisiológicos ou psicogênicos. Os fisiológicos resultam de disfunções cardíaco circulatórias, endócrinas, distúrbios do sono, causas tóxicas e metabólicas. Considerando-se as de origem psicogênica, podemos citar os transtornos da ansiedade, a simulação, distúrbios somatoformes, os dissociativos, entre outros.

Todas as crises que envolvem perda da consciência são consideradas como epilepsia?

Há várias intercorrências clínicas que podem causar a perda da consciência sem que sejam crises convulsivas ou crises epilépticas. Como exemplos mais comuns podemos citar a hipoglicemia, a síncope e várias outras disfunções de origem endócrina.

O que é a síncope?

É um quadro súbito de perda da consciência, de curta duração (10-30 segundos), em geral com rápida recuperação (até 5 minutos), muitas vezes confundida com crise epiléptica; essa manifestação se deve à redução da perfusão cerebral ou hipoxia. Há vezes que a pressão arterial diminui, mas a freqüência cardíaca pode se manter normal. Abalos musculares, que podem acompanhar o quadro, geram a confusão na diferenciação do quadro convulsivo.

Esse quadro é precedido por tonturas, turvação visual, escurecimento visual, palidez, sudorese, náuseas, vômitos.

102 CONVULSÕES NA INFÂNCIA E ADOLESCÊNCIA – COMO LIDAR?

Quais são as causas da síncope?

Muitas vezes o estresse físico e emocional podem ser causa da síncope, como a dor, medo, susto, punção de veia para exames, permanência excessiva em ambiente muito quente, fadiga, fome, levantar-se rápido quando deitado, tosse prolongada, tocar instrumento de sopro, hiperventilação, mergulho, evacuação, anormalidades cardiovasculares, entre outras mais.

Não há tratamento específico, na maior parte dos casos, exceto manter o paciente deitado confortavelmente em ambiente arejado.

Merecem especial atenção os casos secundários a cardiopatias, pois a identificação do quadro clínico e da causa determinante são de fundamental importância, pois a falta de orientação e tratamento adequados podem causar até a morte súbita do paciente.

Quais são os distúrbios que se manifestam durante o sono?

As outras intercorrências que podem se manifestar durante o sono, são:
- o pesadelo: ocorre na fase quase final do sono e caracteriza-se por sonho prolongado, ameaçador, acompanhado por ansiedade transitória e fugaz. Ao despertar, o paciente apresenta- se orientado

e o contato com o ambiente é bom. A freqüência maior é na primeira década.

- o terror noturno: quadro que se manifesta no primeiro terço do sono noturno; a criança se levanta da cama gritando e chorando, apavorada, denotando muita ansiedade; acompanha o quadro sudorese, dilatação das pupilas, taquicardia, respiração ofegante e estranhar os familiares à sua volta; mesmo quando nos braços dos pais fica a gritar por eles, pois não os reconhece. Geralmente, duram em torno de 5 a 10 minutos, quando despertam completamente. A maioria das crianças não se lembra do fato ocorrido. O quadro é mais freqüente na criança em idade pré-escolar e escolar.

- o sonambulismo: a manifestação se apresenta no primeiro terço do sono noturno, como movimentos do corpo, sentar-se na cama, levantar-se e sair andando; vários atos motores, mais complexos, podem ocorrer, tais como vestir-se, alimentar-se, abrir portas, janelas e gavetas, urinar e evacuar. Há ocasiões que acontecem acidentes, como a quebra de vidros, ferimentos por conta de obstáculos no caminho como portas de vidro, quedas de escadas ou de janelas. A freqüência maior, do sonambulismo, é no pré-escolar e es-

104 Convulsões na infância e adolescência – Como lidar?

colar, embora o adolescente e o adulto, também, possam apresentar.

- o sonilóquio: falar dormindo, murmurar ou emitir sons como se estivesse falando, pode ocorrer em qualquer horário do sono noturno e é de curta duração, em torno de 1 minuto. A manifestação se deve a fatos reais da vida diária ou a eventos com conotação mais afetiva. A freqüência é maior na infância que na adultidade.

- o bruxismo: ranger os dentes aparece devido aos movimentos rítmicos e repetitivos da mandíbula, causando o atrito dos dentes. Esse quadro merece especial atenção, porque pode danificar os dentes, pois ficam desgastados; além de incomodar os familiares por conta do ruído; pode ser causa de cefaléia. Embora possa se manifestar em qualquer idade, é mais comum na infância e adolescência.

- despertar em estado confusional: paciente desperta desorientado no tempo e no espaço, sendo, esse evento, de curta duração e sem maiores repercussões.

- movimentos rítmicos da cabeça e dos membros: são movimentos repetitivos de balançar a cabeça e/ou corpo, imediatamente antes do sono ou na sua fase inicial. Manifesta-se no lactente e pode persistir até 2-3 anos de idade ou prolongar-se um pouco mais.

- as mioclonias: são abalos musculares breves que aparecem na fase inicial do sono e não são de origem epiléptica. Quando há dúvida quanto à sua origem, o EEG e a eletromiografia devem ser solicitados, pois no caso da epilepsia os registros das descargas musculares e cerebrais são bem evidentes.

Há um outro quadro clínico, denominado hiperecplexia, que se caracteriza por mioclonias e crises tônicas, desencadeadas por sustos provocados, especialmente, ao se tocar o rosto ou a cabeça do lactente. O EEG, nesses casos, é normal, assim como o desenvolvimento neurológico.

Devemos enfatizar que nenhuma dessas manifestações apresenta qualquer conotação epiléptica, portanto não necessitam tratamento específico. Esses quadros, de maneira geral, são mais freqüentes nos pré-escolares e nos escolares.

Que são crises de perda do fôlego?

São crises que se iniciam em conseqüência a eventos emocionais desfavoráveis ou a traumatismos físicos, especialmente na cabeça, mesmo que sejam leves; essa manifestação é mais freqüente nas crianças com idade variando de 6-18 meses. O cortejo se inicia pela parada súbita do choro, apnéia, seguin-

106 Convulsões na infância e adolescência -- Como lidar?

do-se cianose e perda da consciência; geralmente essa crise é de curta duração e na seqüência a criança fica pálida e sonolenta. Quando a crise é muito prolongada pode se desencadear uma crise convulsiva do tipo tônica.

O refluxo gastro esofágico guarda alguma relação com a crise convulsiva?

Não se trata, no caso, de crise convulsiva, embora o lactente apresente, no período do refluxo, grande desconforto, choro, irritabilidade, hiperextensão do tronco, movimentos anormais do pescoço que se assemelham a movimentos convulsivos. Esses episódios guardam relação estreita com a alimentação, predominando no período da tarde. Trata-se, no caso, do retrocesso do conteúdo líquido ácido do estômago para o esôfago, que gera desconforto e dor. Os vômitos freqüentes, nesses casos, podem causar as pneumonias aspirativas.

O que é a síndrome do descontrole episódico?

Trata-se do quadro caracterizado por crises recorrentes de raiva incontrolável, desproporcional na relação estímulo-resposta. A reação é explosiva, acompanhada por violência física, como chutar, bater, arranhar, morder, cuspir e linguagem obscena. A duração é de poucos minutos e segue-se estado de fadiga, com remorso e, por vezes, amnésia.Quando perguntado o porquê daquele comportamento, o paciente não sabe explicar, mas desculpa-se e volta a ser carinhoso. A freqüência é maior na criança e adolescente, predominando no sexo masculino. O fator precipitante é o emocional.

ÚLTIMAS PALAVRAS

"A esperança é um sonho que caminha"
(Aristóteles)

As manifestações convulsivas são multicoloridas e, por vezes, confundidas com intercorrências não neurológicas. As mães com a sua perspicácia notam as mais tênues modificações comportamentais dos seus filhos, mas nem sempre essas suas observações são devidamente valorizadas. Em muitas ocasiões há tipos de crises que o desconhecimento leva à não percepção ou à desconsideração pelo profissional não especializado.

O nosso objetivo foi fornecer algumas informações relacionadas a alguns quadros clínicos específicos que muito beneficiam o paciente, caso o diagnóstico e tratamento sejam precoces. A agilidade nos procedimentos pode mudar as perspectivas futuras do paciente, seja criança ou adolescente.

LEITURA RECOMENDADA

1. Aicardi J. Epilepsy in children. 2º ed. New York. Raven Pres, 1994.

2. Bodensteiner JB (ed). Seminars in Pediatric Neurology: Management issue in pediatric epilepsy. Guest Editors: Peter R. Camfield and Carol S. Camfield. Philadelphia. W.B. Saunders Company, vol 1, nº 2, December, 1994.

3. Bodensteiner JB (ed). Seminars in Pediatric Neurology: Childhood Epilepsy with cognitive symptomatology. Gest Editor: Thierry Deonna. Philadelphia. W.B. Saunders Company, vol 2, nº 4, December, 1995.

4. Bodensteiner JB (ed). Seminars in Pediatric Neurology: Pediatric epilepsy surgery. Guest Editor: Raj D. Sheth. Philadelphia. W.B. Saunders Company, vol 7, nº 3, September, 2000.

5. Costa JC, Palmini A, Yacubian EMT, Cavalheiro EA. Fundamentos neurobiológicos das epilepsias. São Paulo. Lemos Editorial, 1998.

114 Convulsões na infância e adolescência – Como lidar?

6. Dulac O, Chugani HT, Bernardina BD. Infantile spasm and West Syndrome. London. W.B. Saunders Company Ltd, 1994.

7. Engel Jr J, Pedley TA. Epilepsy: a comprehensive textbook. New York. Lippincott-Raven Publishers, 1997.

8. Guerreiro CAM, Guerreiro MM, Cendes F, Cendes IL. Epilepsia. São Paulo. Lemos Editorial, 2000.

9. Lyons AS, Petrucelli RJ. Medicine: An Illustrated Hystory. New York. Harry N. Abrams, Inc., 1978.

10. Melo JM (ed). A medicina e sua história. Editora de Publicações Científicas, Rio de Janeiro.

11. Yacubian EMT. Epilepsia da antiguidade ao segundo milênio saindo das sombras. São Paulo. Lemos Editorial, 2000.

GRUPOS BRASILEIROS DE APOIO

Liga Brasileira de Epilepsia – São Paulo
(11) 3085-6574

Associação Brasileira de Epilepsia
e-mail: abe.nexp@epm.br

GLOSSÁRIO

Apnéia: Parada respiratória.

Arterite: Inflamação da artéria.

Asfixia: Transtorno respiratório que causa sufocação.

Ataxia: Distúrbio da coordenação motora.

Criptogenética: Origem não determinada.

Diplopia: Visão duplicada de um objeto

Dissociativo: Desagregado.

Encefalite: Inflamação do cérebro.

Flebite: Inflamação da veia.

Hemiparesia: Redução da movimentação voluntária do hemicorpo.

Hiperplasia: Aumento do número de células do tecido, tornando mais volumoso.

Hipocalcemia: Redução do teor de cálcio no sangue.

Hipoglicemia: Redução do teor normal de açúcar no sangue.

Hipomagnesemia: Redução do teor de magnésio no sangue.

118 Convulsões na infância e adolescência – Como lidar?

Hipometabolismo: Metabolismo reduzido.

Hiponatrenia: Redução do teor de sódio no sangue.

Hipoperfusão: Redução da passagem de líquido.

Hipoxia: Teor de oxigênio reduzido.

Hipsaritmia: Tipo de traçado eletrencefalográfico.

Hirsutismo: Crescimento anormal de pelos no corpo.

Idiopática: Doença que se manifesta espontaneamente de origem desconhecida.

Macropsia: Visão dos objetos com tamanho maior que o real.

Micropsia: Visão dos objetos com tamanho menor que o real.

Mioclonia: Movimentos rápidos dos músculos.

Neurônio: Célula do sistema nervoso.

Nistagmo: Movimento rápido e involuntário do globo ocular.

Parestesias: Sensações anormais referidas, tipo formigamentos, picadas.